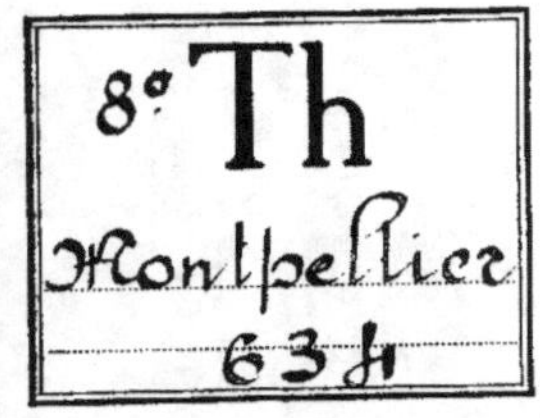

RSITÉ DE MONTPELLIER

ACULTÉ DE MÉDECINE N° 49

CONTRIBUTION A L'ÉTUDE DU SYNDROME

DES

HALLUCINATIONS LILLIPUTIENNES

THÈSE

Présentée et publiquement soutenue devant la Faculté de Médecine de Montpellier

Le 31 Mai 1924

PAR

PLANCHON Émile-Pierre

Né à Pertuis (Vaucluse), le 23 avril 1898

POUR OBTENIR LE GRADE DE DOCTEUR EN MÉDECINE

Examinateurs de la Thèse:
EUZIÈRE, prof, *Président.*
DUCAMP, professeur.
MARGAROT, agrégé. *Assesseurs.*
CABANNES, agrégé.

MONTPELLIER
Imprimerie de l' « Economiste Méridional »
CAUSSE, GRAILLE & CASTELNAU
19, Avenue de Toulouse, 19

1924

Contribution à l'Étude du Syndrome

des

HALLUCINATIONS LILLIPUTIENNES

UNIVERSITÉ DE MONTPELLIER

FACULTÉ DE MÉDECINE — N° 49

CONTRIBUTION A L'ÉTUDE DU SYNDROME

DES

HALLUCINATIONS LILLIPUTIENNES

THÈSE

Présentée et publiquement soutenue devant la Faculté de Médecine de Montpellier

Le 31 Mai 1924

PAR

PLANCHON Émile-Pierre

Né à Pertuis (Vaucluse), le 23 avril 1898

POUR OBTENIR LE GRADE DE DOCTEUR EN MÉDECINE

Examinateurs de la Thèse	EUZIÈRE, prof, *Président.*	
	DUCAMP, professeur.	*Assesseurs.*
	MARGAROT, agrégé.	
	CABANNES, agrégé.	

MONTPELLIER

Imprimerie de l' « Economiste Méridional »

CAUSSE, GRAILLE & CASTELNAU

19, Avenue de Toulouse, 19

1924

PERSONNEL DE LA FACULTÉ

Professeurs

Anatomie	MM. GILIS.
Histologie	VIALLETON.
Physiologie	HEDON(CH.).
Chimie biologique et médicale	DERRIEN.
Physique médicale	PECH.
Botanique et histoire naturelle médicales	N...
Anatomie pathologique	GRYNFELTT.
Microbiologie	LISBONNE
Pathologie et thérapeutique générales	BOSC.
Pathologie médicale et clinique propédeutique	RIMBAUD.
Thérapeutique et matière médicale	VIRES.
Hygiène	BERTIN-SANS (H.)
Médecine légale et médecine sociale	GAUSSEL.
Clinique médicale	DUCAMP. VEDEL.
Clinique chirurgicale	FORGUE, assesseur. ESTOR.
Clinique obstétricale	VALLOIS.
Clinique des maladies mentales et nerveuses	EUZIERE, *doyen*.
Clinique ophtalmologique	TRUC.
Clinique des maladies des enfants	LEENHARDT.
Clinique chirurgicale infantile et orthopédie	MASSABUAU.
Clinique gynécologique	DE ROUVILLE
Clinique d'oto-rhino-laryngologie	MOURET.
Clinique des maladies des voies urinaires	JEANBRAU.
Accouchements (ch. d. c.)	P DELMAS.

Honorariat

Doyens honoraires : MM. VIALLETON et MAIRET.

Professeurs honoraires : MM RODET, BAUMEL, TEDENAT, MAIRET, GRANEL

Secrétaires honoraires : MM GOT et IZARD.

Chargés de Cours complémentaires

Anatomie	MM. DELMAS (J.).
Clinique propédeutique de chirurgie	RICHE.
Clinique des maladies syphilitiques et cutanées	MARGAROT.
Médecine opératoire	SOUBEYRAN.
Pathologie externe	ETIENNE.
Pathologie chirurgicale et expérimentale	LAPEYRE
Accouchements	DELMAS (J.), prof.
Pharmacologie	GALAVIELLE.
Matière médicale	CABANNES.
Chimie appliquée à la clinique	FLORENCE.
Clinique des maladies des vieillards	BOUDET.
Stomatologie	TURCHINI.
Histologie	WATON.

Agrégés en exercice

Médecine	MM. MARGAROT. GIRAUD. BOUDET. CARRIEU.	Chirurgie	RICHE. ETIENNE. LAPEYRE.
		Accouchem.	P. DELMAS.
Anatomie	DELMAS (J.).	Physique	LAMARQUE.
Chimie	FLORENCE	Histologie	TURCHINI.
Histoire natur.	CABANNES. GALAVIELLE	Ophtalmogie	VILLARD.
		Phisiologie	HEDON (L.).

Examinateurs de la thèse :

MM. EUZIÈRE, prof., *prés.*
DUCAMP, professeur.

MM. MARGAROT, agrégé.
CABANNES, agrégé.

La Faculté de Médecine de Montpellier déclare que les opinions émises dans les dissertations qui sont présentées doivent être considérées comme propres à leur auteur et qu'elle n'entend leur donner ni approbation, ni improbation.

A MON PÈRE ET A MA MÈRE

Comme gage de ma profonde affection filiale et de mon inaltérable reconnaissance

A MON GRAND-PÈRE ET A MA MARRAINE

Témoignage de ma constante affection.

A MA SŒUR

Qu'elle soit assurée de mon amour et de mon soutien.

A MES PARENTS

A MES CAMARADES D'INTERNAT ET DE COMBAT

A MES AMIS

A MON PRÉSIDENT DE THÈSE

MONSIEUR LE PROFESSEUR EUZIÈRE

DOYEN DE LA FACULTÉ DE MÉDECINE DE MONTPELLIER

PROFESSEUR DE CLINIQUE DES MALADIES MENTALES ET NERVEUSES

Faible témoignage de reconnaissance pour la confiance dont il nous a honoré et la bonté avec laquelle il nous a soutenu et instruit.

A MONSIEUR LE PROFESSEUR MAIRET

DOYEN HONORAIRE DE LA FACULTÉ DE MÉDECINE DE MONTPELLIER

PROFESSEUR HONORAIRE

MEMBRE CORRESPONDANT DE L'ACADÉMIE DE MÉDECINE

OFFICIER DE LA LÉGION D'HONNEUR

Faible témoignage de reconnaissance et d'admiration pour son enseignement clinique et l'attention qu'il a bien voulu toujours nous manifester.

A MONSIEUR LE DOCTEUR BLOUQUIER DE CLARET

CHEF DE CLINIQUE DES MALADIES MENTALES ET NERVEUSES

DÉCORÉ DE LA CROIX DE GUERRE

CHEVALIER DE L'ORDRE ROYAL DU SAUVEUR DE GRÈCE

Témoignage de notre respectueuse amitié et de notre entière reconnaissance.

A MON JURY DE THÈSE

A MES MAITRES

PREFACE

Au terme de nos études médicales nous nous retournons vers le passé et les heureux souvenirs d'une vie d'étudiant dont il nous restera l'agréable charme des heures écoulées au milieu de nos amis.

Nous profiterons de l'occasion qui nous est offerte pour remercier tous ceux qui nous ont instruit, aidé et soutenu à travers les étapes, parfois semées d'écueils, que nous avons parcourues.

Nous sommes heureux d'unir tout d'abord, dans nos remerciements reconnaissants, nos Maîtres, les Doyens Mairet et Euzière ; nous leur devons notre formation dans l'art si obscur de la psychiatrie, les bienfaits d'un enseignement ferme et robuste, un encouragement constant à suivre, la voie du labeur et de la persévérance. Leur amabilité, leur exemple, leur bonté, seront pour nous le guide le plus sûr dans la dure étape de la vie.

Nous aurions voulu leur présenter un opuscule plus solidement écrit, plus heureusement conçu, mais des considérations matérielles nous en ont empêché.

Nous remercions aussi Messieurs les Professeurs Ducamp, Cabannes et Margarot de leur enseignement, leur amabilité et du grand honneur qu'ils nous font en acceptant de faire partie de notre Jury.

Nous n'oublierons pas Monsieur le Docteur Blouquier de Claret qui a été pour nous, non seulement un Chef de Clinique d'une rare valeur professionnelle, mais encore un ami constant dont nous avons toujours admiré le grand cœur et la belle âme, cachant, sous un extérieur de simplicité, une richesse incalculable d'abnégation et de dévouement.

Enfin, que tous ceux qui nous ont entouré de leurs conseils et ont facilité notre tâche durant nos trois années d'internat, soient assurés de notre reconnaissance et qu'il nous soit permis de songer à ceux qui, là-bas, dans le sol de la France meurtrie, nos anciens camarades d'hier, reposent à tout jamais victimes de l'envahisseur séculaire.

CONTRIBUTION A L'ÉTUDE DU SYNDROME

DES

HALLUCINATIONS LILLIPUTIENNES

INTRODUCTION

La rareté d'une forme hallucinatoire, surtout visuelle, a attiré notre attention et nous a conduit à étudier cette classe de délirants, où le psychisme troublé, voit, comme dans le monde de Swift, se dérouler la gamme des tous petits, ce qui a conduit Leroy, par comparaison avec le voyage de Gulliver a donner le nom de syndrome lilliputien à la perception de ces images microscopiques.

Ces hallucinations, seulement visuelle et auditives,

sont accompagnées de sensations agréables qui égaient les sujets chez lesquels elles se présentent, et ne causent presque jamais de réactions violentes.

Nous ne pensons pas apporter d'idées nouvelles à une question si discutée ces dernières années, mais nous avons tenu à publier les observations de deux malades que nous avons suivis, durant notre séjour à l'Asile de Montpellier, à exposer les quelques réflexions auxquelles nous ont conduit l'étude de ce délire et montrer le mérite qu'a eu Leroy de tirer du néant, toute une vie psychique dont il a su présenter un tableau clinique saisissant.

Nous sommes heureux, dans ce petit opuscule, de rendre hommage à l'esprit créateur de Leroy qui par ses publications, nous a permis de développer notre sujet.

HISTORIQUE ET CLASSIFICATION PAR AFFECTION OU SE RENCONTRENT CES HALLUCINATIONS

Si l'on parcourt l'histoire de la psychiatrie il faut arriver en 1909 pour trouver une description de cette forme hallucinatoire microscopique. Jusqu'à cette date quelques auteurs avaient bien cité des faits épars sans jamais songer à les différencier des autres hallucinations et à leur donner un cadre particulier.

Broussais, en 1828, avait entrevu ces hallucinations minuscules chez les déments: « Ces monomanies ne sont que des singularités, plus ou moins étonnantes, qui amusent les spectateurs, plutôt qu'elles ne les affligent..., les esprits, les follets qui voltigent comme des mouches auprès des insensés, les lilliputiens montant par milliers le long des jambes d'un fou qui croit les écraser par douzaines, et autres rêveries de ce genre, peuvent dépendre de sensations pénibles. »

Puis c'est Leuret qui, en 1834, rapporte le cas suivant dans lequel l'abbé Macaire, sur une demande à Dieu « vit dans toute l'église une foule de petits Ethiopiens courir çà et là, s'agiter comme s'ils avaient des ailes et jouer tout autour des moines qui étaient assis. Celui-ci endormait un moine en lui comprimant les yeux avec deux doigts; celui-là mettait un doigt dans la bouche d'un autre moine et le faisait bailler; il y en avait qui se changeaient en femmes, ils se plaçaient pour jouer sur le dos et sur le cou des moines. »

En 1848, Michéa parle d'une Madame D... dans les termes suivants: « Le soir, quand elle est dans son lit, au moment de s'endormir, elle aperçoit une foule d'individus bizarrement accoutrés qui descendent du plafond du dortoir où elle couche à la Salpêtriere. »

Dans son volume si remarquable des *Hallucinations* (1852), Brière de Boismont a réuni trois observations: une première où un certain Ben Johnson voit évoluer autour de son gros orteil des Tartares, des Turcs, des Romains, des Catholiques; une deuxième, où le physiologiste Bostock vit, durant une forte fièvre, évoluer une foule de petits figures humaines qui s'éloignaient par degrés, toutes de la même grandeur; enfin, une troisième, où une vieille démente de 82 ans se réjouissait de voir descendre du troisième étage en bas, un millier d'hommes, femmes et enfants, qui l'impressionnaient agréablement.

Maury, en 1878, écrit l'auto-observation suivante, des plus intéressantes: « En 1843, me rendant en Suisse par la route de Mulhouse, j'éprouvai une des hallucinations à images multiples des plus remarquables que j'ai constatées chez moi. Fatigué par deux nuits passées en voiture, je commençais, sur les 11 heures du matin, à entrer dans une rêvasserie, prodrome de l'invasion prochaine du sommeil. Je fermais machinalement les yeux, j'entendais encore le bruit des chevaux et le colloque des postillons qui relayaient, lorsqu'une foule de petits personnages rougeâtres et brillants, exécutant mille mouvements et paraissant causer entre eux, s'offrit à moi. Cette vision dura un grand quart d'heure. Elle revint à plusieurs reprises et ne disparut complètement qu'à mon arrivée à Belfort. Je me levais alors, j'étais fort coloré, le sang me montait à la tête. »

Féré, en 1890, cite deux observations de malades épileptiques en état de rêve; la première rapportée par Huhlings Jackson et Bevor, dans laquelle une malade « croyait voir une petite femme noire qui marchait rapidement dans une cuisine »; cette femme qui avait aussi une aura olfactive avait une tumeur du lobe temporo-sphénoïdal » ; la seconde, rapportée par Peyroux, dans laquelle un épileptique « craignait d'être écrasé par un char arrivant sur lui à fond de train et dans lequel se trouvait un petit homme coiffé d'un bonnet rouge ».

Enfin citons, dans la littérature, le cas de Macnisch, rapporté par Taine, où un gentlemann de Glasgow, atteint de choléra, nota durant sa convalescence « la présence de fantômes de trois pieds de haut environ, proprement habillés de jaquettes couleur de pois verts et de culottes de la mêm couleur. Cette personne, étant d'un esprit supérieur et connaissant la cause des illusions n'en prit aucune inquiétude, quoiqu'elle en fut souvent hantée. A mesure que ses forces revenaient, les fantômes apparaissaient moins fréquemment et diminuaient de grandeur, jusqu'à ce que, à la fin, ils ne fussent pas plus grands que son doigt. Une nuit qu'il était assis seul, une multitude de Lilliputiens parurent sur la table et l'honorèrent d'une danse, mais comme il était occupé ailleurs et point d'humeur à jouir d'un tel amusement, il perdit patience et, frappant rudement sur la table, il s'écria avec une violente colère: « Allez à vos affaires, impudents petits coquins! que faites-vous ici? » Toute l'assemblée disparut à l'instant et il n'en fut jamais incommodé.

Paul de Musset, en 1902, dans la biographie sur son frère Alfred, signale que, durant une fluxion de poitrine, il eut un délire conscient qu'il décrit en ces termes: « Nous étions en mars, le soleil au milieu de la chambre sur la table de travail pour le moment couverte de fioles. Malgré l'encombrement de cette table, le malade la revit dans l'état où il l'avait laissée le jour qu'il s'était alité, c'est-à-dire garnie de papiers et de livres, avec l'écritoire et les plumes rangées symétriquement. Bientôt quatre petits génies ailés s'emparèrent des volumes, des papiers et de l'écritoire et après avoir fait table rase, apportèrent les fioles et les médicaments dans l'ordre où ils étaient arrivés chez le pharmacien... Leur service étant fini, les génies s'éloignèrent; ils venaient de sortir quand le poète passant l'inspection de sa table, s'écria: « Cela n'est pas exact, il y avait de la poussière en plusieurs endroits et, notamment, sur l'écritoire en laque de Chine. »

» A peine eut-il exprimé ce juste sujet de plainte,

qu'il aperçut un petit homme haut de trois pouces et portant sur son dos une fontaine de marchand de coco ambulant, ce Lilliputien se promena sur l'écritoire et sur les livres en tournant le robinet de sa fontaine d'où sortait une fine poussière, si bien qu'en peu d'instants, l'ordre désiré régna sur la table. »

En avril 1909, R. Leroy, médecin chef des Asiles de la Seine, étudia un paralytique général qui, durant un ictus épileptiforme, présenta un délire hallucinatoire dans lequel il voyait de petits soldats hauts de 10 à 15 centimètres, défiler en bataillons serrés, de petits bonshommes hablillés de couleurs voyantes, courir sur le marbre de la cheminée, se cacher derrière des cadres à photographies et monter dans une chaise à porteur. Ces visions faisaient rire aux éclats le malade et ne l'effrayaient pas. Depuis, dans de multiples observations, Leroy, de Clérambault, Camus, Delage, ont montré que ce délire se montrait surtout dans les maladies mentales d'ordres toxique ou toxi-infectieux.

On en a vu dans les cas de choléra, fièvre typhoïde. Martimor en rapporte un cas chez une chorée syphilitique où la malade voyait « de petits nains de 10 centimètres environ ». Lasègue, Krœpelin en ont cité, dans le délire alcoolique, où on les rencontre le plus souvent dans la période active d'onirisme. Leroy rapporte l'observation du professeur Duval où une malade, danseuse de music-hall, à la suite d'une chute et étant sous le pouvoir de l'alcool, présenta un délire à forme professionnelle, caractérisé par « des visions toutes différentes, agréables, qui la reposent de ses terreurs. Elle voit de petits bonshommes tout de rouge vêtus, comme des tziganes, haute de 0 m. 25 environ, au nombre de trois ; deux, debout, jouent du violon, un, assis, devant un piano. Ils jouent des airs de danse entraînante ». Rogues de Fursac et Leroy présentèrent aussi à la Société de Psychiatrie, une malade alcoolique chronique qui vit défiler « une centaine de petits bonhommes et de petites femmes de 15 centimètres de hauteur environ, habillés de pantalon ou de jupons jaunes, rouges ou bleus ».

L'éthérisme, le chloralisme, le cocaïnisme, le haschichisme paient un lourd tribut à l'intoxication causant un délire lilliputien. De Clérambalut cite une intoxication chloralique où une malade percevait « de petits bonshommes embrassant de petites bonnes femmes ». Piouffe a donné l'observation d'une dame D... qui vit apparaître sur sa cheminée « un petit homme, haut de 50 centimètres ».

Rech rapporte l'intoxication par le haschich d'un interne et écrit que « décrire le nombre sans fin de choses extraordinaires, fantastiques et bizarres qui se présentèrent, dire les millions de mirmidons que je vis défiler devant moi, les brillantes averses lilliputiennes qui me semblèrent descendre d'un ciel ténébreux ».

Rouhier, dans son article récent sur le Yajé, plante originaire de la Colombie, rapporte les observations faites par le docteur Fischer qui étudia cette drogue et constata, comme effet de l'intoxication, des images remarquables où « je contemplais à mes pieds une multitude de pygmées qui allaient en tous sens et qui levaient vers moi, pour me regarder, leurs petites figures où se peignait la surprise et qui éclataient aussitôt en rires sonores ».

Les cas cités par Féré montrent que, dans la période de rêve, chez les épileptiques, ce délire peut se montrer comme aura psychique. Nous avons cité l'observation de Leroy dans la paralysie générale et nous y joindrons l'observation de Livet, chez une paralytique en état de démence, qui ouvrait son parapluie pour permettre aux bonshommes du plafond de descendre sur une table à toilette.

Citons encore les état hypnagogiques ; tel celui décrit plus haut de Maury et nous arriverons aux observations où des hallucinations minuscules ont été observées chez des déments ; là nous constaterons encore, comme nous allons le montrer dans nos deux observations qu'elles ont été déclanchées par une infection occasionnelle ou une toxi-infection permanente. Prince en vit chez un alcoolique chronique, mystique, incohérent. Halberstadt chez un dément précoce. Tout comme Krœpelin, ils montrèrent que, chez leurs malades, ces hallucinations avaient une forme atypique.

Ainsi, depuis Leroy, on a pu faire rentrer dans un tableau clinique particulier, une série d'observations basées sur la petitesse des hallucinations et montrer qu'un grand nombre de maladies mentales payaient leur tribut à ce nouveau syndrome que l'on devrait, en toute justice, appeler « syndrome de Leroy ».

OBSERVATIONS

OBSERVATION Ire

(Prise dans le service de MM. Mairet et Euzière, Doyens de la Faculté de Médecine de Montpellier, Professeurs de clinique des maladies mentales et nerveuses).

G... Alphonse-Eugène, 21 ans.

Un oncle paternel est mort à l'Asile où il est rentré à l'âge de 21 ans comme malade; le certificat de quinzaine porte, comme diagnostic: « Excitation notable avec incohérence. Il existe un délire ambitieux prédominant et probablement un affaiblissement intellectuel »; cet affaiblissement s'affirme rapidement; le premier rapport semestriel est, en effet, ainsi conçu: Démence avec idées de grandeur. Ce diagnostic, qu'on ne peut ni compléter, ni infirmer, fleure la démence précoce.

Les renseignements fournis par sa mère nous montrent G... être un débile, apprenant difficilement à l'école. Au sortir de celle-ci, il apprend le métier de cuisinier, mais il doit bientôt l'abandonner, le fourneau lui donnant des maux de tête et des vertiges. Il va soigner des volailles à Balaruc, mais en revient bientôt atteint d'une fièvre typhoïde qu'on soigne à l'Hôpital Suburbain. Guéri, il retourne chez lui où l'on constate. à l'instar de ce qui existe chez le dément précoce, un affaiblissement intellectuel portant surtout sur le raisonnement et le jugement. Cet affaiblissement s'accompagne d'un délire, mais il rit à tout propos et à tout venant. Ce délire se calme assez vite et il est successivement garçon de salle au Lycée et infirmier à l'Hôpital Suburbain. Une mastoïdite se déclare et nécessite une opération. Consécutivement à celle-ci G... se montre déprimé et triste ; il reste des journées entières à la maison sans rien faire et à toutes les questions que lui posait sa mère il répondait : « Ce n'est pas la peine ». Il se plaignait de bourdonnements d'oreilles, croyait ne pouvoir guérir ; des idées de suicide naissent en même temps que l'affaissement physique augmente ; il reste toute la journée dans sa chambre, le corps fléchi, la figure cachée dans les mains et se plaignant de la tête. Il ne faisait pas d'excès.

On le conduit à la Clinique des maladies mentales. Là, examiné dès le lendemain de son entrée, on se trouve en présence d'un homme affaissé dont la physionomie exprime l'inquiétude, la tristesse et une douleur morale ; le cerveau est lent à tel point qu'il faut l'exciter pour obtenir de lui des réponses. Il accuse alors des maux de tête, sous forme de « lancées » et il lui semble qu'on lui serre la nuque et toute la tête. « Il me semble, dit-il, qu'il me manque toujours quelque chose », voulant exprimer un état de doute qui lui fait se demander s'il a bien fait telle ou telle chose. Exemple : il vient de mettre une lettre à la boîte, il se demande s'il l'y a réellement mise; après avoir écrit une lettre, il croit avoir oublié d'y mettre des choses importantes et il a le regret de ne pas y avoir mis ce qu'il voulait. Il se déshabille avec lenteur et, incertain, met un long moment à chercher une place pour mettre ses vêtements. Il existe sans conteste un ralentissement des processus psychiques; on sent qu'il a de la peine à concentrer et à associer les images mentales. Il y a donc, chez G..., un état de stupeur, de dépression psychique. Mais ce qui le préoccupe le plus, c'est son état de santé; il se plaint d'avoir des douleurs partout, d'avoir son estomac bouché; il craint que son cœur « lache »; il a l'idée qu'il va mourir et il répète « mourir ce sera la fin » et, en effet, il a des idées d'en finir avec la vie. Il voit dans la nuit comme des éclairs, il entend comme des voix, mais qui sont d'un tel vague, qu'il ne comprend rien à ce qu'elles disent. De sorte, qu'à côté de la stupeur, existe tout un délire à direction hypochondriaque avec idées de suicide.

L'examen physique montre des troubles de la circulation de retour sous forme de refroidissement et de teinte violacée des extrémités, des palpitations, une atonie musculaire et une exagération des réflexes.

Les jours suivants, l'état reste le même; seulement, on constate des pratiques de masturbation qui remonteraient assez haut. Puis, l'affaissement augmente ; constamment couché, il faut le secouer pour le faire manger, ce qui n'empêche pas le délire de continuer à évoluer, se manifestant sous deux formes, la conviction qu'il ne guérira pas et des idées de suicide, ainsi qu'en attestent un morceau de fer en forme de lame de canif, trouvé dans sa main et un morceau de verre trouvé dans ses poches. Dix-huit jours après son entrée, l'expression de la physionomie est plus animée, plus mobile, beaucoup moins triste. Il se sent mieux. La tête ne lui fait plus mal, il se mélange à la vie des autres et il lui semble, dit-il, qu'il pourrait travailler; il mange régulièrement et dort bien. Il nous dit son délire et, en particulier son manque de courage, son impossibilité de travailler, ses idées hypochondriaques, sa peur de ne pas guérir, et, consécutivement, ses idées de suicide. Il ajoute qu'il voyait comme des éclairs devant les yeux, qu'il avait des bourdonnements d'oreilles et qu'il lui semblait quelquefois entendre comme des voix qu'il ne pouvait comprendre, mais qui l'apeuraient, qu'il avait de mauvaises odeurs et des mauvais goûts. Ce mieux ne se continue pas, il retombe dans la stupeur, resterait toute la journée couché et il faut le soutenir sous les bras pour lui faire faire quelques pas; accroupi dans un coin de la salle, quand on veut le faire lever pour le conduire à table, il demande qu'on le laisse où il est, préférant rester sans mouvement que de manger.

Deux mois après l'entrée, une certaine amélioration se produit; il ne reste plus continuellement couché, recommence à parler avec les autres malades, sa tristesse se dégage, il n'a plus peur d'être bien malade et de ne pas guérir, il est plus alerte, commence à travailler. A partir de ce moment, l'amélioration s'accentue assez vite et G... peut être considéré comme guéri trois mois et demi après son entrée.

Il rentre sept mois après sans autres renseignements que ceux contenus au procès-verbal d'enquête; ces renseignements sont peu précis, la mère cependant signale que, jusqu'il y a huit jours, son fils paraissait complètement guéri et qu'à partir de ce moment il brisait tout ce qui lui tombait sous la main et qu'il lui a lancé une pierre. Lorsque nous l'examinons, nous ne constatons pas la dépression de la première entrée, il n'émet aucune idée délirante et s'il pleure devant nous, on le voit dans le courant de la journée rire et s'amuser avec les autres malades. Cette manière d'être nous étonna, mais nous en eûmes bientôt l'explication. Réformé deux ans auparavant G... craint un nouveau conseil de révision — nous sommes en pleine guerre, en 1916, et il a simplement simulé un accès de folie, — c'était une fausse entrée. Il n'en fut plus de même quatre ans après où il entre à nouveau et où nous nous trouvons, comme la première fois, en présence d'un déprimé mélancolique. Il se sent faigué, sans forces, incapable de travailler et en souffre; il ne guérira pas il le sent, d'où des idées de suicide. Deux mois après l'entrée, une amélioration franche s'était déjà produite et bientôt après G... sort en état d'intermission. Il rentre une quatrième fois, un peu moins de deux ans après sa sortie, il venait de la Clinique des maladies nerveuses avec le diagnostic de « dépression mélancolique avec tristesse et inquiétude s'exagérant de plus en plus ».

Examiné lors de son entrée à la Clinique des maladies mentales, on se trouve en présence d'un homme très préoccupé de sa santé. Il se sent affaibli, sans courage; il a des palpitations; il ressent dans son intestin des secousses qu'il attribue à un ver; il a des douleurs, tantôt dans un genou, tantôt au niveau de l'omoplate, et il entend, dit-il, des voix de personnes, probablement cachées dans la muraille qui lui crient : « Tue-le, tue-le » et cherchent à le faire périr. Dans les huit premiers jours de son séjour à la Clinique, il est calme. Puis, il s'agite, ne peut rester en place, se lève de table, jette son pain par terre et à coups de pied s'en amuse comme d'une balle; il en fait de même avec sa casquette, avec la timbale; il urine dans ses pantalons, se met en colère quand on le lui fait remarquer et dit qu'il le fait exprès; il refuse de travailler, ou mieux, d'obéir; il se plaint d'entendre des voix qui le tracassent et lui font faire des bêtises. C'est ainsi qu'un jour, sous leur influence, il brise une vitre d'un coup de poing; il est désagréable en tout; cependant, il mange et dort bien. Le délire devient plus touffu encore; aux hallucinations de l'ouïe s'ajouteraient des hallucinations, ou, tout au moins, des illusions de la vue, il verrait dans les nuages un de ses anciens camarades et, contre le mur, des femmes lilliputiennes qui parlent; il voit, comme dans un cinématographe, des personnes ayant des poses pornographiques; il tend l'oreille, tourne la tête, regarde un point fixe et nous montre, à 1 m. 50 environ, un coin du mur d'un décimètre carré environ où il voit 25 femmes toutes petites, toutes nues, portant un képi pompon. A notre demande il les dessine telles qu'il les voit, les cheveux frisés et en train de danser. En même temps, elles disent des bêtises entre elles, ne se contentent pas de danser, de parler, font du sport, soulèvent des poids. La nuit, il les voit aussi à côté de son lit où elles font du cinéma, chantent « Un petit comptoir en étain, etc. » et lui touchent les organes génitaux jusqu'à ce qu'il se soit masturbé; après quoi, elles s'en vont en déclarant « çà va bien » et il sent son corps traversé par des secousses électriques.

Tout ce délire est émis d'une manière incohérente, si bien que, sans pouvoir l'affirmer alors, on pense que la démence précoce constatée au début s'est augmentée.

Huit mois après l'entrée de G... à la Clinique, les hallucinations ont perdu leur activité; il n'y a plus que des sensations subjectives; c'est la dépression mélancolique avec poussées d'agitation qui domine la scène et, à ce moment, s'affirme l'affaiblissement de la portée intellectuelle par rapport à ce qu'il était lors des précédentes entrées.

OBSERVATION II

Prise dans le service de MM. les Professeurs Mairet et Euzière, Doyens de la Faculté de Médecine de Montpellier, Professeurs de clinique des maladies mentales et nerveuses).

C... Emile, 43 ans, exerçant la profession de carrier, est conduit à l'Asile Font-d'Aurelle, de Montpellier, par une forte hérédité maternelle, le prédisposant à être un mental, en effet :

Sa mère, d'après les renseignements fournis par une

sœur du malade, aurait été, durant vingt ans, une persécutée avec idées mégalomaniaques et de richesse, s'imaginant être reine du ciel, du Pérou.

Une tante maternelle, folle aussi, se croyait « emmasquée ».

Cinq de ses frères ou sœurs sont d'un tempérament très nerveux. Son père, un colonial, mort des fièvres contractées au Tonkin, ne buvait pas.

Quant à C..., soit par vice d'éducation, soit par hérédité, il s'est toujours montré un indiscipliné, dont on n'a rien pu faire; jeune, il ne voulait pas aller à l'école, mais maraudait, à tel point, qu'il n'a jamais été instruit. A 13 ans, il volait les outils des travailleurs. Cependant il apprend le métier de serrurier et, dès le début, se montre bon ouvrier, mais il ne reste pas longtemps sans se disputer avec ses camarades d'atelier, ce qui l'oblige à changer souvent de patron. Il s'engage, sur un coup de tête, au 7e régiment d'infanterie, où, mauvaise tête, indiscipliné, buvant, déjà malade de l'esprit, il se fait punir et condamner pour avoir brisé une arme, poussé par des êtres qui lui en voulaient.

Il entre, à l'âge de 29 ans, dans le service de M. le professeur Mairet où l'on porte le diagnostic de: « Délire de persécution avec hallucinations de la vue, de l'ouïe, troubles de la sensibilité générale et mégalomanie chez un éthylique » et où il extériorise le délire suivant:

Il se croit poursuivi par des gens qui l'ont connu dans son enfance, sa mère, son oncle et de nombreux amis. Ses persécuteurs emploient, dit-il, tous les moyens pour le faire souffrir. Ils l'entourent et chantent autour de lui; ce sont eux qui lui ont fait jeter et briser son fusil pour le faire passer devant le conseil de guerre; ce sont eux qui, durant la nuit, mettent le feu à son lit; ce sont eux, enfin, qui l'ont fait enfermer ici par surprise en lui promettant de le mener à la naissance du Lez.

Il présente un délire hallucinatoire très actif, il entend des voix, tantôt dans une oreille, tantôt dans une autre, voix qui l'insultent, le traitent de bandit, d'assassin ou le louent et le déclarent grand homme, roi, empereur, pape, si bien qu'il arrive à nourrir une idée mégalomaniaque assez marquée où il se croit Louis XVI, Napoléon, Pape.

Mais ses persécuteurs, pour le martyriser, pénètrent dans son corps, sa poitrine, lui parlent, lui arrachent ce qu'il a de meilleur dans son sang. Il les repousse, car son corps nourri par le soleil et la lune est électrisé.

Interrogé sur ses bourreaux, il décrit avec image, une nuée d'hommes et de femmes microscopiques qui se livrent à toutes sortes de méfaits sur sa personne et de danses échevelées.

Ces personnes lui crèvent les yeux, pénètrent dans son corps, vont dans « ses tripes » et les lui mangent, entrent dans son cerveau et le dévorent. Si nos pygmées ne sont pas dévorées à leur tour par le malade, c'est qu'elles chantent et parlent pour détourner son attention d'une voix fine qu'on pourrait entendre, dit-il, en s'approchant de son oreille.

Mais ce qui domine en nombre, ce sont des femmes,

femmes de Montpellier, femmes qu'il connaît et qui sont devenues toutes petites. Elles l'excitent, se livrent entre elles à des attouchements contre nature, à des actes d'amour, ce qui a pour résultat de surexciter le malade « de lui faire monter le sang à la tête et se livrer à la masturbation ».

Ces hallucinations, tout d'abord désagréables au point qu'elles créent de l'agitation chez notre C... sont concomitantes à un délire des persécutions chez un alcoolique buveur de vin et d'absinthe, présentant les tremblements et l'exagération des réflexes dus à l'intoxication par l'alcool. Plus tard, ces sensations prennent un caractère agréable en même temps que gagne la démence déjà constatée à son entrée par M. le professeur Mairet, qui aavit noté, un affaiblissement marqué de la mémoire tel qu'il ne pouvait énoncer à rebours le nom des mois de l'année, dire son âge, le moment de l'année où il se trouvait, en même temps qu'une diminution profonde de son être moral et affectif sur un fond de débilité.

Le 10 mai 1922, nous le trouvons en pleine démence, ne pouvant énumérer les jours de la semaine, incapable de dire combien font quatre sous et cinq sous, mais encore en-état d'extérioriser son délire, seule chose encore vivace dans son esprit. Avec plaisir il nous parle de ces petits êtres gros comme un grain de riz, si petits qu'ils peuvent se cacher entre les grains de mortier d'un mur situé à 200 mètres environ et d'où, par un fil invisible, ils descendent pour danser sur les pieds ou la tête de notre malade qui, pour les faire tomber, remue sans cesse en un mouvement pendulaire, son front chargé. Ils sont là, par centaines, nus ou avec des costumes vert, jaune, rouge, gros comme une tête de moustique avec de petits yeux, une petite bouche. Ils vont et viennent, et pour l'égayer, chantent d'un voix fine : « Connais-tu le pays... les damnés s'étant mis en grève... ». Il les aime beaucoup et les croit prêts à l'aider

La nuit, ils viennent coucher avec lui « mais il ne les voit plus et ne les entend plus, car ils sont sans connaissance ». Tout ce petit monde qui vit, a des habitudes particulières, amuse notre malade pour lequel il représente le seul idéal et la seule joie. Il ne s'agite plus et désormais, incapable de raisonner, dans la démence la plus complète, seules ces hallucinations conservent une expression de gaieté au masque de notre malade.

ESSAI D'INTERPRETATION

Ainsi que nous venons de le voir, dans les pages précédentes, le délire hallucinatoire lilliputien est caractérisé, le plus souvent, par des hallucinations de la vue et de l'ouïe, ayant des dimensions microscopiques, colorées et ne dépassant pas quelques centimètres. Rarement ces troubles psychiques produisent chez les individus qui en sont atteints, une réaction coléreuse ou de l'agitation. Le plus souvent elles déterminent une sensation de plaisir et d'agrément, c'est pourquoi elles deviennent chez certains un phénomène heureux.

A la base de ces hallucinations se trouve toujours un terrain prédisposé, un cerveau fatigué par une dépression, une misère physique et morale causée par des états infectieux ou congestifs.

Comme nous l'avons vu, dans notre deuxième observation, où il s'agit d'un malade chronique. intoxiqué par l'alcool et chargé par une lourde hérédité mentale, ayant créé une congestion encéphalique, manifeste, par le fait « que le sang monte à la tête » et chez lequel a évolué un délire hallucinatoire où les images de personnes déjà connues se sont rapetissées dans le domaine de l'inconscient et où les centres d'association ont été si agréablement touchés qu'en pleine démence ces images constituaient toute la vie psychique du sujet, il ressort bien que le plus grand rôle revient à la toxicité et à la congestion dans la manifestation délirante.

Dans notre première observation, au contraire, il s'agit d'une intoxication ou d'une congestion passagère montrant un état dépressif momentané, comme on en a vu dans la covalescence de maladies infectieuses, telles que la fièvre typhoïde et le choléra.

Le rôle de l'intoxication est donc primordial, comme l'a dit Leroy, mais l'expérimentation ou plutôt l'expérience tentée par le docteur Fischer avec le yajé a prouvé suffisamment que l'absorption de petites doses de ce produit avait suffi, en provoquant « un peu de lourdeur de tête » phénomène congestif, et en imprégnant les centres de la pensée, à produire un état de rêve pendant lequel se déroula un délire hallucinatoire formé par des personnages petits, colorés, très mobiles, comme nous l'avons décrit plus haut. Rappelons encore les faits que nous avons cités chez les intoxiqués par l'éther, le haschich et nous aurons montré suffisamment que l'intoxication des cellules cérébrales par les poisons élaborés est la cause principale de ce délire.

De même que l'intoxication, le rôle de la congestion n'est pas douteux. Mourly Vorld, de Christiania, l'avait entrevu et notre deuxième observation, ainsi que l'expérimentation de Fischer, viennent ajouter leur apport aux constatations précédemment faites, car cette congestion céphalique n'est pas une simple vue de l'esprit, mais un fait bien ressenti par les malades qui la subissent.

Enfin, l'origine de ces images déformées par l'inconscient, ne sont, le plus souvent, que la transformation dans la mémoire de scènes de l'enfance ou de la vie antérieure, de personnages connus du sujet avec leurs gestes et leurs mouvements particuliers. L'observation plus haut citée du professeur Duval, montrant comment une danseuse revoyait (durant une période de crise alcoolique) combien rapetissée, les scènes de sa vie d'artiste; notre deuxième observation signalant que C... voyait des visages connus, expliquent pourquoi ces hallucinations prennent un caractère agréable; le malade étant amusé par des actes qu'il a déjà vus et qui se reproduisent dans sa personne inconsciente avec toute la netteté du passé et la même coloration. De même, notre première observation montre bien comment C... qui est un excité génésique, a fait rouler ses hallucinations microscopiques autour de la sphère génésique, et s'est réjoui des tableaux qui défilaient devant ses yeux.

Qu'il nous soit donc permis de critiquer l'explication visuelle émise dernière par Salomon qui a basé la conception de ces petits personnages sur le fait qu'ils étaient vus dans un horizon borné et a voulu faire intervenir la distance « résultant de l'angle sous lequel il (le sujet) croirait voir »; mais, dit-il, « éveillons-le et bornons son horizon, il verra toujours les sujets sous le même angle et c'est ainsi que la présentation mentale s'est formée, mais par le raisonnement il sera obligé de les localiser dans le milieu qui l'entoure, il ne pourra pas voir ses hallucinations au loin, puisqu'il a à deux ou trois mètres de lui, les murs de la chambre; il les localisera dans ce rayon de deux à trois mètres, les verra petits parce qu'il les croira près et l'autant plus petits parce qu'il les croira plus près ».

En effet dans le cas du malade C... de notre observation, chez lequel les infiniment petits se déplacent à des distances variables de 0 à 200 mètres, ils sont tous vus, cependant, sous un angle différent sans jamais changer de taille. En outre, cette théorie ne peut expliquer les cas de délires aigus et passagers, de même qu'elle n'arrive pas à démontrer pourquoi ces hallucinations sont agréables et pourquoi elles se manifestent durant les périodes d'intoxication, par l'alsool ou le haschich par exemple, c'est-à-dire sous l'influence du rêve.

CONCLUSION

Nous conclurons cet exposé en signalant l'intérêt que présente ce délire et les considérations pathogéniques qu'il soulève. Il permet de pénétrer au plus profond de l'être pensant et de s'imaginer le rôle si grand des fibres d'association qui unissent la mémoire au raisonnement, l'inconscient, le subconscient à ce qui est conscient et palpable. Il montre le passage, sous l'influence de phénomènes toxiques, de ce conscient qui a vu, qui a enregistré des images multiples variées, colorées, animées, en un inconscient qui montre ces mêmes images rapetissées, minuscules et par cela même plus nettes et moins fatiguantes.

Il montre encore le retentissement sur les centres d'un état physique déficient agissant sur la vie profonde de l'individu pour créer, en impressionnant différemment la cellule vitale, une manière d'être spéciale, une conception troublée, aboutissant à ces phénomènes hallucinatoires qui feront de l'homme un malade, un être incapable de vivre dans la société normale, en un mot un aliéné.

BIBLIOGRAPHIE

LEURET. — Fragment philosophique sur la folie, 1834, p. 168.

MICHÉA. — Du délire des sensations, 1848, p. 93.

BRIÈRRE DE BOISMONT. — Des hallucinations, 1852, p. 54, 58, 191.

MAURY. — Le sommeil et les rêves, 1878, p. 88.

FÉRÉ (Ch.). — Les épilepsies et les épileptiques, 1890, p. 82.

SAUVET. — De l'inhalation de l'éther et de ses effets psychiques. *Annales méd. psychologiques,* t. II, 1847, p. 469.

TAINE. — De l'intelligence, t. I, p. 104.

MUSSET (Paul de). — Biographie d'Alfred de Musset, 1902, p. 243.

BROUSSAIS (F.-J.-V.). — De l'irritation et de la folie, 1828, t. II, p. 376.

GAUTHIER (Th.). — Le Club des haschichiens. Feuilleton de la *Presse,* 10 juillet 1845.

LEROY (R.). — Les hallucinations lilliputiennes. *Ann. méd. psychol.*, Paris, 1909, 27-8-289.

CLÉRAMBAULT (De). — Les délires de cause chloralique. *Ann. médico-psychol.,* sept.-octobre 1909.

LEROY (R.). — Les hallucinations lilliputiennes. *Annal. méd.-psychol.* Paris, 1920, p. 539-544.

BONNET. — Un cas difficile d'application de la loi de 1838. *Soc. clinique de médecine mentale*, juin 1910.

CLÉRAMBAULT (De). — Notes sur l'éthérisme. *Arch. int. de neurologie*, juin 1910.

FOUQUE. — Un cas de confusion mentale avec délire onirique chez un albuminurique. *Soc. clinique méd. mentale*, février 1911.

CAMUS (Paul). — Hallucinations visuelles et hémianopsie. *Encéphale*, juin 1911.

ALAJOUANINE. — Un cas d'hallucinose. *Soc. médico-psychol.*, juillet 1914.

PIOUFFLE. — Les psychoses cocaïniques, 1919.

LEROY (R.) et ROGUES DE FURSAC (J.). — Les hallucinations lilliputiennes. *Soc. de psychiatrie*, février 1920.

CHARPENTIER (René). — Discussion. *Soc. médico-psychol.*, juin 1920.

SALOMON (Jean). — Hallucinations lilliputiennes au cours d'un érysipèle de la face. *Soc. clinique méd. mentale*, juillet 1920.

LIVET. — Hallucinations visuelles et délire de rêve dans la paralysie générale. *Encéphale*, août 1920.

LEROY. — Les hallucinations lilliputiennes. *Soc. méd.-psych.*, octobre 1920.

MIGNARD. — Discussion. *Soc. médico-psychol.*, octobre 1920.

Lwoff et Torgowla (René). — Délire systématisé post-onirique chez un paralytique général tabétique. *Soc. clinique méd. mentale,* février 1921.

Martimor. — Hallucinations lilliputiennes, délire et puérilisme. *Soc. médico-psychol.,* mars 1921.

Leroy. — Le syndrome des hallucinations lilliputiennes. *Encéphale,* Paris, 1921, p. 504-510.

Dupouy et Bonhomme. — Deux nouvelles observations d'hallucinations lilliputiennes. *Bulletin Soc. clin. de méd. ment.,* Paris, mai 1921, p. 146-148.

Prince (A.). — Hallucinations lilliputiennes au cours de la démence. *Soc. méd. psych.,* octobre 1921, p. 364-371.

Leroy. — Hallucinations lilliputiennes hypnagogiques. Essai d'interprétation psychologique du syndrome. *Bull. Soc. clin. méd. ment.,* Paris, 1921, p. 148.

Leroy. — Le syndrome des hallucinations lilliputiennes. *Encéphale,* novembre 1921.

— Lilliputian hallucinations. *J. ment. Sc. Lond.,* 1922, p. 266.

Cénac. — Délire hallucinatoire; pseudo-hallucinations; hallucinations unilatérales de l'ouïe; hallucinations lilliputiennes, épisodiques, atypiques. *Bulletin Société clinique de médecine mentale,* Paris, 1922, p. 148-153.

Leroy (R.). — Le syndrome des hallucinations lilliputiennes. *Le Monde médical,* avril 1922, p. 245-258.

Salomon (J.). — Les hallucinations lilliputiennes. Essai d'interprétation. *Ann. médic. psychol.*, Paris, 1912, p. 258-267.

Leroy (R.). — The syndrome of lilliputian hallucination. *J. new et ment. dis. Albany*, 1922, p. 325-333.

Bouyer et Perret. — Un fond mental commun à la base des hallucinations lilliputiennes. Essai de synthèse de trois observations. *Ann. méd. psychol.*, Paris, 1923, p. 168-179.

Perret (A.). — Sur un cas d'hallucination lilliputienne. *J. de psychol. norm. et path.* Paris, 1923, p. 459-465.

Rogues de Fursac (J.). — Manuel de psychiatrie, 1923, p. 60-61.

Rouhier (A.). — Le yajé, plante télépathique. *Paris médical*, 12 avril 1924, p. 4.

En ma qualité de Censeur de tour, j'ai lu la Thèse ayant pour titre :

Contribution à l'étude du Syndrome des Hallucinations Lilliputiennes.

Par M. Planchon Emile-Pierre

Je pense que la Faculté peut en permettre l'impression.

Le Professeur,
EUZIÈRE.

Vu :
Montpellier, le 26 mai 1924
Le Doyen,
EUZIÈRE.

Vu et permis d'imprimer.
Montpellier, le 26 mai 1924
Le Recteur,
Jules COULET.

SERMENT

En présence des Maîtres de cette Ecole, de mes chers condisciples, et devant l'effigie dHippocrate, je promets et je jure, au nom de l'Etre suprême, d'être fidèle aux lois de l'honneur et de la probité dans l'exercice de la médecine. Je donnerai mes soins gratuits à l'indigent, et n'exigerai jamais un salaire au-dessus de mon travail. Admis dans l'intérieur des maisons, mes yeux ne verront pas ce qui s'y passe; ma langue taira les secrets qui me seront confiés, et mon état ne servira pas à corrompre les mœurs, ni à favoriser le crime. Respectueux et reconnaissant envers mes Maîtres, je rendrai à leurs enfants l'instruction que j'ai reçue de leurs pères.

Que les hommes m'accordent leur estime si je suis fidèle à mes promesses. Que je sois couvert d'opprobe et méprisé de mes confrères si j'y manque.

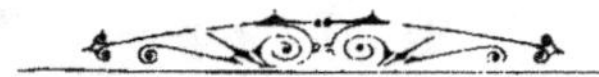

IMPRIMERIE

DE

" L'ECONOMISTE MÉRIDIONAL "

19, AVENUE DE TOULOUSE

MONTPELLIER

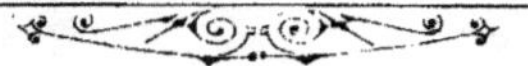

www.ingramcontent.com/pod-product-compliance
Lightning Source LLC
LaVergne TN
LVHW012021160826
845678LV00002B/957

9782329657189